AF503490

RÉPUBLIQUE FRANÇAISE.

MINISTÈRE DE L'INTÉRIEUR.

DIRECTION DE L'ASSISTANCE ET DE L'HYGIÈNE PUBLIQUES.

BUREAU DE L'HYGIÈNE PUBLIQUE.

INSTRUCTIONS PROPHYLACTIQUES

ADOPTÉES PAR LE

Comité consultatif d'hygiène publique de France

CONTRE LA

PROPAGATION DES MALADIES ÉPIDÉMIQUES.

MELUN

IMPRIMERIE ADMINISTRATIVE

M DCCC XCI.

RÉPUBLIQUE FRANÇAISE.

MINISTÈRE DE L'INTÉRIEUR.

DIRECTION DE L'ASSISTANCE ET DE L'HYGIÈNE PUBLIQUES.

BUREAU DE L'HYGIÈNE PUBLIQUE.

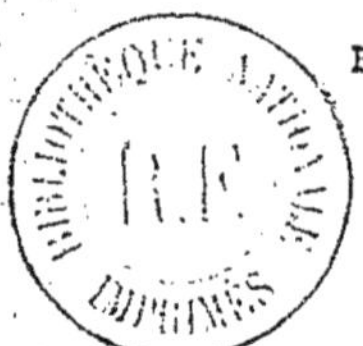

INSTRUCTIONS PROPHYLACTIQUES

ADOPTÉES PAR LE

Comité consultatif d'hygiène publique de France

CONTRE LA

PROPAGATION DES MALADIES ÉPIDÉMIQUES.

<table>
<tr><td>I. — Instructions générales.</td><td>VI. — Scarlatine.</td></tr>
<tr><td>II. — Fièvre typhoïde.</td><td>VII. — Suette miliaire.</td></tr>
<tr><td>III. — Diphtérie.</td><td>VIII. — Coqueluche.</td></tr>
<tr><td>IV. — Variole.</td><td>IX. — Dysenterie épidémique.</td></tr>
<tr><td>V. — Rougeole.</td><td>X. — Choléra.</td></tr>
</table>

MELUN

IMPRIMERIE ADMINISTRATIVE

M DCCC CXI.

INSTRUCTIONS GÉNÉRALES

CONTRE LES

MALADIES TRANSMISSIBLES

(CONTAGIONS ET ÉPIDÉMIES.)

I.

Les maladies transmissibles contre lesquelles il y a lieu de prendre des mesures pour en empêcher la transmission sont :

Le choléra,
La fièvre typhoïde.
La dysenterie épidémique,
La diphtérie,
La variole et la varioloïde,
La scarlatine,
La rougeole,
La suette miliaire,
La coqueluche,
La tuberculose.

II.

Les moyens de transmission des maladies contagieuses sont :

1° Le malade, ses déjections et ses produits de sécrétion ;
2° L'eau et les aliments ;
3° Les personnes qui sont ou ont été en rapport avec le malade ;
4° Les objets ayant servi au malade (vêtements, linge, meubles, etc.) ;
5° Les pièces occupées par le malade ;
6° Les cadavres.

III.

Toutes les affections contagieuses n'exigent pas l'emploi des mêmes moyens. Une instruction spéciale à chaque maladie indiquera les mesures à prescrire contre la propagation de cette maladie.

Mais dans toutes les maladies contagieuses on cherche à obtenir le même résultat : empêcher le premier malade de transmettre sa maladie et de devenir ainsi le foyer d'une épidémie, empêcher l'étincelle d'allumer un incendie.

Pour cela, il faut obtenir le plus rapidement possible :

1° L'isolement du malade ;

2° La désinfection de ses déjections, de ses produits de sécrétion, de ses linges, des objets qui l'entourent et de son logement.

IV.

Dès qu'un cas est signalé, le médecin des épidémies ou un médecin spécial délégué constate la nature de l'affection.

Si le malade ne peut être isolé et s'il ne peut recevoir chez lui les les soins convenables, il doit être, quand il y consent, transporté à l'hôpital et son logement immédiatement désinfecté.

Dans le cas où le malade ne sera pas transporté à l'hôpital, il sera nécessaire de l'isoler complètement dans une chambre spéciale. Les personnes appelées à lui donner des soins pénètrent seules près de lui.

Tant que le malade séjournera dans la chambre, les objets qu'elle renferme n'en sortiront pas sans avoir été préalablement désinfectés, surtout s'il s'agit de linge de corps et de literie.

Le malade guéri devra avant de sortir prendre un bain savonneux, mettre du linge blanc et se vêtir d'habits désinfectés.

V.

Désinfection.

La désinfection a pour but d'empêcher l'extension des maladies contagieuses en détruisant les germes ou en les rendant inoffensifs.

Une instruction spéciale pour chaque maladie indiquera le procédé de désinfection à employer.

Il est nécessaire d'ajouter à la désinfection la propreté rigoureuse du malade, de son entourage et du milieu dans lequel il est placé.

VI.

Les germes morbides seront détruits :

1° Par l'exposition des objets dans une étuve à vapeur sous pression ;

2° Par l'immersion dans l'eau bouillante ;

3° Par l'action d'une solution désinfectante.

Les désinfectants principalement recommandés sont :

Le sulfate de cuivre ;

Le chlorure de chaux fraîchement préparé ;

Le lait de chaux fraîchement préparé (1) ;

Le sublimé.

On fera usage de deux solutions suivant les circonstances indiquées plus bas :

L'une forte :

Sulfate de cuivre, chlorure de chaux 5 p. 100, c'est-à-dire 50 grammes de sulfate de cuivre, de chlorure de chaux dans un litre d'eau ; lait de chaux, 20 p. 100.

L'autre faible :

Sulfate de cuivre, chlorure de chaux 2 p. 100. c'est-à-dire 20 grammes de ces substances dans un litre d'eau ; lait de chaux, 7 p. 100.

La solution de sublimé sera employée à un p. 1.000 (*forte*) ou à un demi p. 1.000 (*faible*) suivant les cas. La solution de sublimé sera colorée avec la fuchsine ou l'éosine et additionnée de 10 grammes d'acide chlorhydrique par litre.

L'emploi de ces divers procédés variera suivant la nature de l'objet à désinfecter.

---

(1) Pour avoir du lait de chaux très actif, on prend de la chaux de bonne qualité, on la fait se déliter en l'arrosant petit à petit avec la moitié de son poids d'eau. Quand la délitescence est effectuée, on met la poudre dans un récipient soigneusement bouché et placé dans un endroit sec. Comme un kilogramme de chaux qui a absorbé 500 grammes d'eau pour se déliter a acquis un volume de 2 lit. 200, il suffit de la délayer dans le double de son volume d'eau, soit 4 lit. 400, pour avoir un lait de chaux qui soit environ à 20 p. 100. Pour désinfecter les selles des malades, on verse dessus une proportion de lait de chaux égale en volume à 2 p. 100.

VII.

Pour le lavage des mains on se sert de la solution faible.

Les déjections ou produits de sécrétion des malades seront désinfectés avec la solution forte.

Dans le choléra :

Matières de vomissements,
Selles,
Urines.

Dans la diphtérie et la scarlatine :

Matières de l'expectoration et de vomissements,
Mucus nasal,
Urine.

Dans la fièvre typhoïde et la dysenterie :

Selles.

VIII.

La maladie terminée, on fera porter à l'établissement de désinfection les vêtements, les lits, oreillers, matelas et couvertures, les tapis, etc.. etc.

On s'abstiendra de trop les remuer et on les placera dans un drap imbibé d'une solution désinfectante. S'il n'y a pas d'établissement de désinfection, les habits seront désinfectés par l'acide sulfureux de la façon qui est indiquée ci-dessous (*désinfection du logement infecté*).

La chambre sera désinfectée par des fumigations de soufre ou des pulvérisations d'une solution de sublimé de la façon suivante.

Désinfection des logements infectés.

A. *Désinfection par l'acide sulfureux.* — On procédera par la combustion de 40 grammes de soufre par mètre cube de l'espace à désinfecter en opérant de la façon suivante :

On colle quelques bandes de papier sur les fissures ou joints qui pourraient laisser échapper des vapeurs sulfureuses.

On fait bouillir sur un réchaud pendant une demi-heure une certaine quantité d'eau, de manière à remplir la chambre de vapeur.

Du soufre concassé en très petits morceaux est placé dans les vases en terre ou en fer peu profonds, largement ouverts et d'une contenance d'environ un litre.

Les vases en fer sont d'une seule pièce ou rivés sans soudure.

Pour éviter le danger d'incendie, on place les vases contenant le soufre au centre de bassins en fer ou baquets contenant une couche de 5 à 6 centimètres d'eau.

Pour enflammer le soufre, on l'arrose d'un peu d'alcool, ou on le couvre d'un peu de coton largement imbibé de ce liquide auquel on met le feu.

Le soufre étant enflammé, on ferme les portes de la pièce et l'on colle des bandes de papier sur les joints.

La chambre n'est ouverte qu'au bout de vingt-quatre heures.

B. *Désinfection par le sublimé.* — La désinfection des murs crépis, blanchis à la chaux, couverts de papiers de tenture, sera faite méthodiquement sur toute la surface des parois des chambres, à l'aide de pulvérisations avec la solution forte de sublimé. On commencera à pulvériser cette solution à la partie supérieure de la paroi suivant une ligne horizontale et l'on descendra successivement, de telle sorte que toute la surface soit couverte d'une couche de liquide pulvérisé en fines gouttelettes.

Les planchers, carrelages, boiseries ou pisés seront lavés à l'eau bouillante, balayés, essuyés et arrosés avec la même solution.

L'administration municipale veillera à la désinfection et, au défaut des habitants, y procédera d'office.

Il est de son devoir d'assurer un abri aux habitants du logement pour procéder à une purification sérieuse.

La chambre n'est réhabitée qu'après avoir subi une ventilation d'au moins vingt-quatre heures.

IX. — Hygiène privée.

Eau potable. — On doit veiller avec un très grand soin à la pureté de l'eau potable.

En cas d'épidémie, boire de l'eau bouillie.

L'eau provenant des puits susceptibles d'être souillés est prohibée.

Les boulangers ne doivent jamais, dans la fabrication du pain, se servir de l'eau de ces puits.

Sont interdits dans les cours d'eau le lavage des linges contaminés, ainsi que la projection de toute matière des déjections.

Déclaration obligatoire. — Tout cas de maladie contagieuse doit être immédiatement déclaré à la mairie.

Voitures. — Les voitures dans lesquelles ont été transportés des malades atteints de maladies contagieuses doivent être désinfectées ; elles seront lavées avec l'une des solutions fortes.

X. — HYGIÈNE PUBLIQUE.

Toutes les causes d'insalubrité qui préparent le terrain à l'invasion des épidémies doivent être écartées lorsqu'il s'agit d'une maladie contagieuse.

Aussi, les règles d'hygiène générale, applicables en tout temps, seront plus rigoureusement observées en temps d'épidémies, surtout en ce qui concerne :

La pureté de l'eau potable ;

Les agglomérations d'individus, les fêtes, les foires, les pèlerinages ;

La surveillance et l'approvisionnement des marchés ;

La propreté du sol ;

Le contrôle minutieux des puits et la recherche des causes possibles d'infection ;

L'enlèvement régulier des immondices (1) ;

La propreté des habitations ;

La surveillance particulière des locaux, ateliers, chantiers, etc., destinés à la population ouvrière et industrielle ;

---

(1) *Ordures ménagères.* — Les ordures ménagères, placées dans une caisse bien fermée sont arrosées deux fois par jour avec l'une des solutions fortes en quantité suffisante.

Quand la caisse a été vidée, on verse à l'intérieur un verre d'une solution désinfectante forte.

Fumiers, amas d'immondices. — Les fumiers et amas d'immondices ne sont enlevés qu'après avoir été largement arrosés avec une des solutions désinfectantes fortes.

La propreté et la désinfection régulière des cabinets d'aisances publics et privés ;

La surveillance et la désinfection des fosses d'aisances ;

L'entretien et le lavage des égouts (1), etc.

La sollicitude de l'Administration doit surtout porter sur la salubrité des quartiers et des habitations qui, lors des épidémies antérieures, ont été frappés.

(1) Si l'on craint l'invasion d'une épidémie, pendant la *période qui peut précéder* cette épidémie, les égouts. les canaux, etc., sont complètement curés, les fosses d'aisances vidées, de façon qu'il y ait le moins de mouvement de matières en putréfaction *pendant* l'épidémie.

INSTRUCTIONS
CONTRE LA FIÈVRE TYPHOÏDE.

Le germe de la fièvre typhoïde est contenu dans les déjections des malades. Il se transmet surtout par l'eau, les linges et les vêtements.

I. — Isolement du malade.

Le malade atteint de fièvre typhoïde doit être isolé.

Le malade est tenu dans un état constant de propreté.

Les personnes appelées à lui donner des soins pénètrent seules près de lui.

Elles s'astreignent aux règles suivantes :

Ne prendre aucune boisson ni aucune nourriture dans la chambre du malade ;

Ne jamais manger sans s'être lavé les mains avec du savon et une solution désinfectante.

II. — Chambre du malade.

La chambre est aérée plusieurs fois par jour.

Les rideaux, tentures, tapis, et tous les meubles qui ne sont pas indispensables sont enlevés.

Le lit est placé au milieu de la chambre.

III. — Désinfection.

Les désinfectants principalement recommandés sont :

Le sulfate de cuivre ;

Le chlorure de chaux fraîchement préparé ;

Le lait de chaux fraîchement préparé (1);
Le sublimé.

On fera usage de deux solutions suivant les circonstances indiquées plus bas :

L'une forte :

Sulfate de cuivre, chlorure de chaux 5 p. 100, c'est-à-dire 50 grammes de sulfate de cuivre, de chlorure de chaux dans un litre d'eau ; lait de chaux, 20 p. 100.

L'autre faible :

Sulfate de cuivre, chlorure de chaux 2 p. 100, c'est-à-dire 20 grammes de ces substances dans un litre d'eau ; lait de chaux, 7 p. 100.

La solution de sublimé sera employée à un pour 1.000 (*forte*) ou à un demi pour 1.000 (*faible*) suivant les cas. La solution de sublimé sera colorée avec la fuchsine ou l'éosine et additionnée de 10 grammes d'acide chlorhydrique par litre.

Lavage des mains. — Pour le lavage des mains se servir de la solution faible.

Déjections. — Toutes les déjections des malades sont immédiatement désinfectées avec l'une des solutions fortes :

Un verre de l'une de ces solutions est versé préalablement dans le vase destiné à recevoir les déjections.

Ces déjections sont immédiatement jetées dans les cabinets, qui sont également désinfectés deux fois par jour avec l'une des solutions fortes.

S'il n'y a pas de cabinets d'aisances, il faut les enfouir dans un trou creusé à cet effet (en les recouvrant d'une dose convenable de substance désinfectante), loin de tout puits et de tout cours d'eau.

---

(1) Pour avoir du lait de chaux très actif on prend de la chaux de bonne qualité, on la fait se déliter en l'arrosant petit à petit avec la moitié de son poids d'eau. Quand la délitescence est effectuée, on met la poudre dans un récipient soigneusement bouché et placé dans un endroit sec. Comme un kilogramme de chaux qui a absorbé 500 grammes d'eau pour se déliter a acquis un volume de 2 lit. 200, il suffit de la délayer dans le double de son volume d'eau, soit 4 lit. 400, pour avoir un lait de chaux qui soit environ à 20 p. 100. Pour désinfecter les selles typhiques, on verse dessus une proportion de lait de chaux égale en volume à 2 p. 100.

Il est absolument interdit de les jeter dans un cours d'eau ou sur les fumiers.

Cabinets d'aisances. Éviers. — Comme les cabinets d'aisances, les éviers sont lavés deux fois par jour avec une des solutions fortes.

Linges de corps. — Les linges de corps *souillés* sont trempés immédiatement et restent pendant deux heures dans une des solutions fortes. Il sont ensuite remis au blanchisseur qui les maintient dans l'eau *réellement* bouillante pendant une demi-heure avant de les soumettre à la lessive.

Les linges *non souillés* sont plongés dans une solution désinfectante faible. Les mêmes précautions sont prises par le blanchisseur. Aucun de ces linges n'est lavé dans un cours d'eau. L'eau pouvant être ensuite bue deviendrait le point de départ d'une épidémie.

Habits. — Les habits des malades et des garde-malades sont placés dans une étuve à désinfection par la vapeur sous pression pendant une demi-heure, ou bien dans l'eau maintenue bouillante pendant une demi-heure.

Si ces deux procédés ne peuvent être employés, les habits sont désinfectés par l'acide sulfureux de la façon qui est indiquée ci-dessous (*désinfection du logement infecté*).

Les habits souillés par les déjections des typhiques sont plongés pendant une heure dans l'une des solutions fortes.

Planchers, tapis, meubles. — Les taches ou souillures sur les planchers, les tapis, les meubles, etc., sont immédiatement lavées avec l'une des solutions fortes.

Matelas, literie, couvertures. — Ils sont placés dans une étuve à désinfection par la vapeur ou, à son défaut, soumis à la désinfection par l'acide sulfureux.

Cadavres. — Les cadavres sont le plus promptement possible placés dans un cercueil étanche, c'est-à-dire bien joint et bien clos, et contenant une épaisseur de 5 à 6 centimètres de sciure de bois, de façon à empêcher la filtration des liquides.

Ils seront immédiatement enterrés.

Désinfection du logement infecté.

La chambre habitée par un malade atteint de fièvre typhoïde n'est habitée de nouveau qu'après désinfection complète.

A. *Désinfection par l'acide sulfureux.* — On procédera par la combustion de 3o grammes de soufre par mètre cube de l'espace à désinfecter de la manière suivante :

On colle quelques bandes de papier sur les fissures ou joints qui pourraient laisser échapper les vapeurs sulfureuses.

On fait bouillir sur un réchaud pendant une demi-heure une certaine quantité d'eau, de manière à remplir la chambre de vapeur.

Du soufre concassé en très petits morceaux est placé dans des vases en terre ou en fer peu profonds, largement ouverts et d'une contenance d'environ un litre.

Les vases en fer sont d'une seule pièce ou rivés sans soudures.

Pour éviter le danger d'incendie, on place les vases contenant le soufre au centre de bassins en fer ou de baquets contenant une couche de 5 à 6 centimètres d'eau.

Pour enflammer le soufre, on l'arrose d'un peu d'alcool, ou on le recouvre d'un peu de coton largement imbibé de ce liquide auquel on met le feu.

Le soufre étant enflammé. on ferme les portes de la pièce et l'on colle des bandes de papier sur les joints.

La chambre n'est ouverte qu'au bout de vingt-quatre heures.

B. *Désinfection par le sublimé.* — La désinfection des murs crépis, blanchis à chaux, couverts de papiers de tenture, sera faite méthodiquement sur toute la surface des parois des chambres, à l'aide de pulvérisations avec la solution forte de sublimé. On commencera à pulvériser cette solution à la partie supérieure de la paroi suivant une ligne horizontale et l'on descendra successivement, de telle sorte que toute la surface soit couverte d'une couche de liquide pulvérisé en fines gouttelettes.

Les planchers, carrelages, boiseries ou pisés seront lavés à l'eau bouillante, balayés, essuyés et arrosés avec la même solution.

L'administration municipale veillera à la désinfection et, au défaut des habitants, y procédera d'office.

Il est de son devoir d'assurer un abri aux habitants du logement pour procéder à une purification sérieuse.

La chambre n'est réhabitée qu'après avoir subi une ventilation d'au moins vingt-quatre heures.

IV. — Hygiène privée.

Eau potable. — On doit veiller avec un très grand soin à la pureté de l'eau potable.

En cas d'épidémie, boire de l'eau bouillie.

L'eau provenant des puits susceptibles d'être souillés est prohibée.

Les boulangers ne doivent jamais, dans la fabrication du pain, se servir de l'eau de ces puits.

Sont interdits dans les cours d'eau le lavage des linges contaminés, ainsi que la projection de toute matière des déjections.

Déclaration obligatoire. — Tout cas de fièvre typhoïde doit être immédiatement déclaré à la mairie.

Transport à l'hôpital ou dans une ambulance spéciale. — Lorsqu'un cas de fièvre typhoïde se déclare dans une chambre renfermant plusieurs habitants, si l'isolement n'est pas possible, le malade est transporté à l'hôpital ou dans une ambulance spéciale.

Les chances de guérison sont alors plus grandes et la transmission n'est pas à redouter.

Voitures. — Les voitures dans lesquelles ont été transportés les malades atteints de fièvre typhoïde doivent être désinfectées ; elles seront lavées avec l'une des solutions fortes.

V. — Hygiène publique.

Toutes les causes d'insalubrité qui préparent le terrain à l'invasion des épidémies doivent être écartées lorsqu'il s'agit de fièvre typhoïde.

Ainsi, les règles d'hygiène générale, applicables en tout temps, seront plus rigoureusement observées en temps de fièvre typhoïde surtout en ce qui concerne :

La pureté de l'eau potable ;

Les agglomérations d'individus, les fêtes, les foires, les pèlerinages ;

La surveillance et l'approvisionnement des marchés ;

La propreté du sol ;

Le contrôle minutieux des puits et la recherche des causes possibles d'infection ;

L'enlèvement régulier des immondices (1) ;

La propreté des habitations :

La surveillance particulière des locaux, ateliers, chantiers, etc., destinés à la population ouvrière et industrielle ;

La propreté et la désinfection régulière des cabinets d'aisances publics et privés :

La surveillance et la désinfection des fosses d'aisances ;

L'entretien et le lavage des égouts (2), etc.

La sollicitude de l'Administration doit surtout porter sur la salubrité des quartiers et des habitations qui, lors des épidémies antérieures, ont été frappés par la fièvre typhoïde.

---

(1) *Ordures ménagères.* — Les ordures ménagères, placées dans une caisse bien fermée, sont arrosées deux fois par jour avec l'une des solutions fortes en quantité suffisante.

Quand la caisse a été vidée, on verse à l'intérieur un verre d'une solution désinfectante forte.

Fumiers, amas d'immondices. — Les fumiers et amas d'immondices ne sont enlevés qu'après avoir été largement arrosés avec une des solutions désinfectantes fortes.

(2) Si l'on craint l'invasion d'une épidémie, pendant la *période qui peut précéder* cette épidémie, les égouts, les canaux, etc., sont complètement curés, les fosses d'aisances vidées, de façon qu'il y ait le moins de mouvement de matières en putréfaction *pendant* l'épidémie.

INSTRUCTIONS
CONTRE LA DIPHTÉRIE.

Le germe de la diphtérie est contenu surtout dans les fausses membranes et les urines. Il se propage par des produits de l'expectoration et par l'urine. La maladie se transmet aussi par le linge et les vêtements.

On devra accorder une sérieuse attention aux maux de gorge les plus légers, le germe de la diphtérie ne se développant que sur une muqueuse déjà malade.

Aussi doit-on traiter d'emblée toute angine par des irrigations et des applications antiseptiques.

I. — ISOLEMENT DU MALADE.

Le malade atteint de diphtérie doit être isolé.

Le malade est tenu dans un état constant de propreté.

Les personnes appelées à lui donner des soins pénètrent seules près de lui.

Elles s'astreignent aux règles suivantes :

Ne prendre aucune boisson ni aucune nourriture dans la chambre du malade ;

Se laver les mains fréquemment et toujours avant le repas, avec du savon et une solution désinfectante.

Si ces personnes ont des crevasses ou de petites plaies, soit aux mains, soit au visage, elles auront soin de les recouvrir d'une couche de collodion. Elles éviteront d'embrasser le malade, de respirer son haleine, et de se trouver en face de sa bouche pendant les quintes de toux. Elles devront sortir plusieurs fois dans la journée au grand air et ne pas séjourner nuit et jour dans la chambre du malade.

II. — CHAMBRE DU MALADE.

Les rideaux, tentures, tapis et tous les meubles qui ne sont pas indispensables sont enlevés.

Le lit est placé au milieu de la chambre.

La chambre est aérée plusieurs fois par jour.

Les poussières du sol de la chambre sont enlevées chaque jour.

Avant le balayage on projettera sur le plancher de la sciure de bois humectée avec une solution désinfectante.

Les poussières recueillies seront immédiatement brûlées.

III. — DÉSINFECTION.

Les désinfectants principalement recommandés sont :

Le sulfate de cuivre ;
Le chlorure de chaux fraîchement préparé ;
Le lait de chaux fraîchement préparé (1) ;
Le sublimé.

On fera usage de deux solutions suivant les circonstances indiquées plus bas :

L'une forte :

Sulfate de cuivre, chlorure de chaux 5 p. 100. c'est-à-dire 50 grammes de sulfate de cuivre, de chlorure de chaux dans un litre d'eau : lait de chaux, 20 p. 100.

L'autre faible :

Sulfate de cuivre, chlorure de chaux 2 p. 100, c'est-à-dire

---

(1) Pour avoir du lait de chaux très actif, on prend de la chaux de bonne qualité, on la fait se déliter en l'arrosant petit à petit avec la moitié de son poids d'eau. Quand la délitescence est effectuée, on met la poudre dans un récipient soigneusement bouché et placé dans un endroit sec. Comme un kilogramme de chaux qui a absorbé 500 grammes d'eau pour se déliter a acquis un volume de 2 lit. 200, il suffit de la délayer dans le double de son volume d'eau, soit 4 lit. 400 pour avoir un lait de chaux qui soit environ à 20 p. 100. Pour désinfecter les matières rendues par les malades, on verse dessus une proportion de lait de chaux égale en volume à 2 p. 100.

20 grammes de ces substances dans un litre d'eau : lait de chaux, 7 p. 100.

La solution de sublimé sera employée à un pour 1.000 *(forte)* ou à un demi pour 1.000 *(faible)* suivant les cas. La solution de sublimé sera colorée avec la fuchsine ou l'éosine et additionnée de 10 grammes d'acide chlorhydrique par litre.

Lavage des mains et des objets ayant servi au malade. — Pour le lavage des mains se servir de la solution faible.

Les cuillers, tasses, verres, etc., ayant servi au malade, devront aussitôt après leur usage être plongés et maintenus pendant quelques minutes dans l'eau bouillante.

Matières rendues par le malade. — Toutes les matières rendues à la suite des quintes de toux, ainsi que les vomissements, les selles et les urines, sont immédiatement désinfectées avec l'une des solutions fortes.

Un verre de l'une ou l'autre de ces solutions est versé préalablement dans le vase destiné à recevoir les matières rendues par le malade.

Ces matières sont immédiatement jetées dans les cabinets qui sont également désinfectés deux fois par jour avec le lait de chaux dont nous indiquons la formule.

S'il n'y a pas de cabinets d'aisances, il faut les enfouir dans un trou creusé à cet effet (en les recouvrant d'une dose convenable de substance désinfectante), loin de tout puits et de tout cours d'eau. Il est absolument interdit de les jeter dans un cours d'eau ou sur les fumiers.

Cabinets d'aisances. Éviers. — Comme les cabinets d'aisances, les éviers sont lavés deux fois par jour avec une des solutions fortes.

Linges. — Les linges de corps, les serviettes, les objets de literie, les objets de pansement *souillés* sont trempés immédiatement et restent pendant deux heures dans une des solutions fortes. Ils sont ensuite remis au blanchisseur qui les maintient dans l'eau réellement bouillante pendant une demi-heure avant de les soumettre à la lessive.

Les linges *non souillés* sont plongés dans une solution désinfectante faible. Les mêmes précautions sont prises par le blanchisseur. Aucun de ces linges n'est lavé dans un cours d'eau.

Habits. — Les habits des malades et des garde-malades sont placés dans une étuve à désinfection par la vapeur sous pression pendant une demi-heure, ou bien dans l'eau maintenue bouillante pendant une demi-heure.

Si ces deux procédés ne peuvent être employés, les habits sont désinfectés par l'acide sulfureux de la façon qui est indiquée ci-dessous *(désinfection du logement infecté).*

Les habits souillés par les matières rendues par les malades sont plongés pendant une heure dans l'une des solutions fortes.

Planchers, tapis, meubles. — Les taches ou souillures sur les planchers, les tapis, les meubles, etc., sont immédiatement lavées avec l'une des solutions fortes.

Matelas, literie, couvertures. — Ils sont placés dans une étuve à désinfection par la vapeur, ou à son défaut, soumis à la désinfection par l'acide sulfureux.

Cadavres. — Les cadavres sont le plus promptement possible placés dans un cercueil étanche, c'est-à-dire bien joint et bien clos, et contenant une épaisseur de 5 à 6 centimètres de sciure de bois, de façon à empêcher la filtration des liquides.

Ils seront immédiatement enterrés.

Désinfection du logement infecté.

A. *Désinfection par l'acide sulfureux.* — On procédera par la combustion de 40 grammes de soufre par mètre cube de l'espace à désinfecter en opérant de la façon suivante :

On colle quelques bandes de papier sur les fissures ou joints qui pourraient laisser échapper les vapeurs sulfureuses.

On fait bouillir sur un réchaud pendant une demi-heure une certaine quantité d'eau, de manière à remplir la chambre de vapeur.

Du soufre concassé en très petits morceaux est placé dans des vases en terre ou en fer peu profonds, largement ouverts et d'une contenance d'environ un litre.

Les vases en fer sont d'une seule pièce ou rivés sans soudure.

Pour éviter le danger d'incendie, on place les vases contenant le soufre au centre de bassins en fer ou de baquets contenant une couche de 5 à 6 centimètres d'eau.

Pour enflammer le soufre, on l'arrose d'un peu d'alcool, ou on le recouvre d'un peu de coton largement imbibé de ce liquide auquel on met le feu.

Le soufre étant enflammé, on ferme les portes de la pièce et l'on colle des bandes de papier sur les joints.

La chambre n'est ouverte qu'au bout de vingt-quatre heures.

B. *Désinfection par le sublimé.* — La désinfection des murs crépis, blanchis à la chaux, couverts de papiers de tenture, sera faite méthodiquement sur toute la surface des parois des chambres, à l'aide de pulvérisations avec la solution forte de sublimé. On commencera à pulvériser cette solution à la partie supérieure de la paroi suivant une ligne horizontale et l'on descendra successivement, de telle sorte que toute la surface soit couverte d'une couche de liquide pulvérisé en fines goutelettes.

Les planchers, carrelages, boiseries ou pisés seront lavés à l'eau bouillante, balayés, essuyés et arrosés avec la même solution.

L'administration municipale veillera à la désinfection et, au défaut des habitants, y procédera d'office.

Il est de son devoir d'assurer un abri aux habitants du logement pour procéder à une purification sérieuse.

La chambre n'est réhabitée qu'après avoir subi une ventilation d'au moins vingt-quatre heures.

IV. — Hygiène privée.

Eau potable. — On doit veiller avec un très grand soin à la pureté de l'eau potable.

En cas d'épidémie, boire de l'eau bouillie.

L'eau provenant des puits susceptibles d'être souillés est prohibée.

Les boulangers ne doivent jamais, dans la fabrication du pain, se servir de l'eau de ces puits.

Sont interdits dans les cours d'eau le lavage des linges contaminés, ainsi que la projection de toute matière rendue par les malades.

Déclaration obligatoire. — Tout cas de diphtérie doit être immédiatement déclaré à la mairie.

Transport à l'hôpital ou dans une ambulance spéciale. — Lorsqu'un cas de diphtérie se déclare dans une chambre renfermant plusieurs habitants, si l'isolement n'est pas possible, le malade est transporté à l'hôpital ou dans une ambulance spéciale.

Les chances de guérison sont alors plus grandes et la transmission n'est pas à redouter.

Voitures. — Les voitures dans lesquelles ont été transportés des malades atteints de diphtérie doivent être désinfectées ; elles seront lavées avec une des solutions fortes.

V. — HYGIÈNE PUBLIQUE.

Toutes les causes d'insalubrité qui préparent le terrain à l'invasion des épidémies doivent être écartées lorsqu'il s'agit de diphtérie.

Aussi, les règles d'hygiène générale, applicables en tout temps, seront plus rigoureusement observées en temps de diphtérie, surtout en ce qui concerne :

La pureté de l'eau potable ;

Les agglomérations d'individus, les fêtes, les foires, les pèlerinages ;

La surveillance et l'approvisionnement des marchés ;

La propreté du sol ;

Le contrôle minutieux des puits et la recherche des causes possibles d'infection ;

L'enlèvement régulier des immondices (1) :

La propreté des habitations ;

La surveillance particulière des locaux. ateliers, chantiers, etc., destinés à la population ouvrière et industrielle ;

La propreté et la désinfection régulière des cabinets d'aisances publics et privés ;

La surveillance et la désinfection des fosses d'aisances ;

L'entretien et le lavage des égouts (2), etc.

La sollicitude de l'Administration doit surtout porter sur la salubrité des quartiers et des habitations qui, lors des épidémies antérieures ont été frappés par la diphtérie.

(1) *Ordures ménagères.* — Les ordures ménagères, placées dans une caisse bien fermée, sont arrosées deux fois par jour avec l'une des solutions fortes en quantité suffisante.

Fumiers, amas d'immondices. — Les fumiers et amas d'immondices ne sont enlevés qu'après avoir été largement arrosés avec une des solutions désinfectantes fortes.

(2) Si l'on craint l'invasion d'une épidémie, pendant la *période qui peut précéder* cette épidémie, les égouts, les canaux, etc., sont complètement curés, les fosses d'aisances vidées, de façon qu'il y ait le moins de mouvement de matières en putréfaction *pendant* l'épidémie.

INSTRUCTIONS
CONTRE LA VARIOLE.

Il n'y a qu'un seul moyen, et ce moyen est infaillible, de prévenir et d'arrêter les épidémies de variole, c'est la vaccination ou la revaccination.

I. — Isolement du malade.

Le malade atteint de la variole ou de la varioloïde doit être isolé.

Il doit être tenu dans un état constant de propreté.

Les personnes appelées à lui donner des soins doivent avoir été vaccinées ou revaccinées récemment.

Elles pénètrent seules près de lui.

Lorsqu'elles sortent de la chambre du malade, elles se lavent les mains avec du savon et une solution désinfectante.

II. — Chambre du malade.

Les rideaux, tentures, tapis sont enlevés.

Le lit est placé au milieu de la chambre.

La chambre est aérée plusieurs fois par jour.

Les poussières du sol de la chambre sont enlevées chaque jour.

Avant le balayage on projettera sur le plancher de la sciure de bois humectée avec une solution désinfectante.

Les poussières recueillies seront immédiatement brûlées.

III. — Désinfection.

Les désinfectants principalement recommandés sont :

Le sulfate de cuivre ;

Le chlorure de chaux fraîchement préparé ;

Le lait de chaux fraîchement préparé (1);

Le sublimé.

On fera usage de deux solutions suivant les circonstances indiquées plus bas :

L'une forte :

Sulfate de cuivre, chlorure de chaux 5 p. 100, c'est-à-dire 50 grammes de sulfate de cuivre, de chlorure de chaux dans un litre d'eau ; lait de chaux, 20 p. 100.

L'autre faible :

Sulfate de cuivre, chlorure de chaux 2 p. 100, c'est-à-dire 20 grammes de ces substances dans un litre d'eau : lait de chaux, 7 p. 100.

La solution de sublimé sera employée à un pour 100 (*forte*) ou à un demi pour 1.000 (*faible*) suivant le cas. La solution de sublimé sera colorée avec la fuchsine ou l'éosine et additionnée de 10 grammes d'acide chlorhydrique par litre.

Lavage des mains et des objets ayant servi au malade. — Pour le lavage des mains se servir de la solution faible.

Les cuillers, tasses, verres, etc., ayant servi au malade devront aussitôt après leur usage être plongés dans l'eau bouillante.

Linge et literie. — Le linge de corps, les serviettes, les objets de literie, les objets de pansement sont trempés immédiatement et restent pendant deux heures dans l'une des solutions fortes. Ils sont ensuite remis au blanchisseur qui les maintiendra dans l'eau réellement bouillante pendant une demi-heure avant de les soumettre à la lessive.

Aucun de ces linges n'est lavé dans un cours d'eau.

(1) Pour avoir du lait de chaux très actif, on prend de la chaux de bonne qualité, on la fait se déliter en l'arrosant petit à petit avec la moitié de son poids d'eau. Quand la délitescence est effectuée, on met la poudre dans un récipient soigneusement bouché et placé dans un endroit sec. Comme un kilogramme de chaux qui a absorbé 500 grammes d'eau pour se déliter a acquis un volume de 2 lit. 200, il suffit de la délayer dans le double de son volume d'eau, soit 4 lit. 400 pour avoir un lait de chaux qui soit environ à 20 p. 100.

Habits. — Les habits des malades et des garde-malades sont placés dans une étuve à désinfection par la vapeur sous pression pendant une demi-heure ou bien dans l'eau maintenue bouillante pendant le même temps.

Si ces deux procédés ne peuvent être employés, les habits sont désinfectés par l'acide sulfureux de la façon qui est indiquée ci-dessous (*désinfection du logement infecté*).

Les habits souillés par les déjections des malades sont plongés pendant une heure dans l'une des solutions fortes.

Planchers, tapis, meubles. — Les taches ou souillures sur les planchers, les tapis, les meubles, etc., sont immédiatement lavées avec l'une des solutions fortes.

Matelas, literie, couvertures. — Ils sont placés dans une étuve à désinfection par la vapeur ou, à son défaut, soumis à la désinfection par l'acide sulfureux.

Cadavres. — Les cadavres sont le plus promptement possible placés dans un cercueil étanche, c'est-à-dire bien joint et bien clos, et contenant une épaisseur de 5 à 6 centimètres de sciure de bois, de façon à empêcher la filtration des liquides.

Ils seront immédiatement enterrés.

Désinfection du logement infecté.

La chambre habitée par un malade atteint de variole ou de varioloïde n'est habitée de nouveau qu'après désinfection complète.

A. *Désinfection par l'acide sulfureux.* — On procédera par la combustion de 40 grammes de soufre par mètre cube de l'espace à désinfecter en opérant de la façon suivante :

On colle quelques bandes de papier sur les fissures ou joints qui pourraient laisser échapper les vapeurs sulfureuses.

On fait bouillir sur un réchaud pendant une demi-heure une certaine quantité d'eau, de manière à remplir la chambre de vapeur.

Du soufre concassé en très petits morceaux est placé dans des vases en terre ou en fer peu profonds, largement ouverts et d'une contenance d'environ un litre.

Les vases en fer sont d'une seule pièce ou rivés sans soudure.

Pour éviter le danger d'incendie, on place les vases contenant le soufre au centre de bassins en fer ou de baquets contenant une cou-che de 5 à 6 centimètres d'eau.

Pour enflammer le soufre, on l'arrose d'un peu d'alcool, ou on le recouvre d'un peu de coton largement imbibé de ce liquide auquel on met le feu.

Le soufre étant enflammé on ferme les portes de la pièce et l'on colle des bandes de papier sur les joints.

La chambre n'est ouverte qu'au bout de vingt-quatre heures.

B. *Désinfection par le sublimé.* — La désinfection des murs cré-pis, blanchis à la chaux, couverts de papiers de tenture, sera faite méthodiquement sur toute la surface des parois des chambres, à l'aide de pulvérisations avec la solution forte de sublimé. On com-mencera à pulvériser cette solution à la partie supérieure de la paroi suivant une ligne horizontale et l'on descendra successivement de telle sorte que toute la surface soit couverte d'une couche de li-quide pulvérisé en fines gouttelettes.

Les planchers, carrelages, boiseries ou pisés seront lavés à l'eau bouillante, balayés, essuyés et arrosés avec la même solution.

L'administration municipale veillera à la désinfection et, au dé-faut des habitants, y procédera d'office.

Il est de son devoir d'assurer un abri aux habitants du logement pour procéder à une purification sérieuse.

La chambre n'est réhabitée qu'après avoir subi une ventilation d'au moins vingt-quatre heures.

IV. — Hygiène privée.

Déclaration obligatoire. — Tout cas de variole ou de varioloïde doit être déclaré à la mairie.

Transport à l'hôpital ou dans une ambulance spéciale. — Lors-qu'un cas de variole ou de varioloïde se déclare dans une chambre renfermant plusieurs habitants, si l'isolement n'est pas possible, le malade est transporté à l'hôpital ou dans une ambulance spéciale.

Les chances de guérison sont alors plus grandes et la transmis-sion n'est pas à redouter.

Voitures. — Les voitures dans lesquelles ont été transportés des malades atteints de variole ou de varioloïde doivent être désinfectées ; elles seront lavées avec l'une des solutions fortes.

V. — Revaccination.

Les habitants de la maison dans laquelle s'est déclaré un cas de variole ou de varioloïde doivent être immédiatement revaccinés. Il en est de même des habitants des maisons voisines, et, en cas d'épidémie, tous les habitants de la ville ou du village doivent être immédiatement revaccinés.

Il est faux de dire que la vaccination et la revaccination sont dangereuses en temps d'épidémie de variole ; la pratique de ces opérations est au contraire le seul moyen d'arrêter l'épidémie.

INSTRUCTIONS
CONTRE LA ROUGEOLE.

La rougeole est une maladie qui est déjà contagieuse dans les quelques jours qui précèdent l'éruption, alors que l'enfant a les yeux rouges et larmoyants, qu'il tousse et est enchifrené.

I. — ISOLEMENT DU MALADE.

Le malade atteint de rougeole doit être isolé.

Il est surtout nécessaire d'éloigner les enfants de moins de cinq ans, parce que chez eux la maladie est ordinairement plus grave.

L'isolement devra durer au moins trois semaines à partir du début de la maladie.

Aussi, avant de faire rentrer à l'école les enfants qui ont eu la rougeole, il faudra laisser s'écouler un intervalle d'au moins trois semaines à partir du début de la maladie.

Il sera également nécessaire de leur faire prendre auparavant un bain savonneux, ce qui ne peut avoir lieu que lorsque le catarrhe bronchique a tout à fait disparu.

Le malade est tenu dans un état constant de propreté.

Les personnes appelées à donner des soins au malade doivent être prises parmi celles qui ont déjà eu la rougeole ; elles pénètrent seules près de lui ; elles doivent se laver les mains fréquemment, et avant le repas, avec du savon et une solution désinfectante.

II. — CHAMBRE DU MALADE.

Les rideaux, tentures, tapis sont retirés.

Le lit est placé au milieu de la chambre.

Les poussières du sol de la chambre sont enlevées chaque jour.

Avant le balayage, on projettera sur le plancher de la sciure de bois humectée avec une solution désinfectante.

Les poussières recueillies seront immédiatement brulées.

III. — Désinfection.

Les désinfectants principalement recommandés sont :

Le sulfate de cuivre ;
Le chlorure de chaux fraîchement préparé ;
Le lait de chaux fraîchement préparé (1);
Le sublimé :

On fera usage de deux solutions suivant les circonstances indiquées plus bas :

L'une forte :

Sulfate de cuivre, chlorure de chaux 5 p. 100, c'est-à-dire 50 grammes de sulfate de cuivre, de chlorure de chaux dans un litre d'eau ; lait de chaux, 20 p. 100.

L'autre faible :

Sulfate de cuivre, chlorure de chaux 2 p. 100, c'est-à-dire 20 grammes de ces substances dans un litre d'eau ; lait de chaux, 7 p. 100.

La solution de sublimé sera employée à un p. 1.000 (*forte*) ou à un demi pour 1.000 (*faible*) suivant les cas. La solution de sublimé sera colorée avec la fuchsine ou l'éosine et additionnée de 10 grammes d'acide chlorhydrique par litre.

Lavage des mains et des objets ayant servi au malade. — Pour le lavage des mains se servir de la solution faible.

(1) Pour avoir un lait de chaux très actif, on prend de la chaux de bonne qualité, on la fait se déliter en l'arrosant petit à petit avec la moitié de son poids d'eau. Quand la délitescence est effectuée, on met la poudre dans un récipient soigneusement bouché et placé dans un endroit sec. Comme un kilogramme de chaux qui a absorbé 500 grammes d'eau pour se déliter a acquis un volume de 2 lit. 200, il suffit de la délayer dans le double de son volume d'eau, soit 4 lit. 400 pour avoir un lait de chaux qui soit environ à 20 p. 100. Pour désinfecter les matières rendues par les malades, on verse dessus une proportion de lait de chaux égale en volume à 2 p. 100.

Les cuillers, tasses, verres, etc., ayant servi au malade devront aussitôt après leur usage être plongés dans l'eau bouillante.

Matières rendues par le malade. — Toutes les matières rendues à la suite des quintes de toux ainsi que les vomissements, les selles et les urines sont immédiatement désinfectés avec l'une des solutions fortes.

Un verre de l'une de ces solutions est versé préalablement dans le vase destiné à recevoir les matières rendues par le malade. Ces matières sont immédiatement jetées dans les cabinets qui sont également désinfectés deux fois par jour avec l'une des solutions fortes. Le lait de chaux est particulièrement recommandé.

S'il n'y a pas de cabinets d'aisances, il faut les enfouir dans un trou creusé à cet effet (en les recouvrant d'une dose convenable de substance désinfectante), loin de tout puits et de tout cours d'eau. Il est absolument interdit de les jeter dans un cours d'eau ou sur des fumiers.

Cabinets d'aisances. Éviers. — Comme les cabinets d'aisances, les éviers sont lavés deux fois par jour avec une des solutions fortes.

Linges de corps. — Les linges de corps, les serviettes, les objets de literie, les objets de pansement *souillés* sont trempés immédiatement et restent pendant deux heures dans une des solutions fortes. Ils sont ensuite remis au blanchisseur qui les maintient dans l'eau réellement bouillante pendant une demi-heure avant de les soumettre à la lessive.

Les linges *non souillés* sont plongés dans une solution désinfectante faible. Les mêmes précautions sont prises par le blanchisseur. Aucun de ces linges n'est lavé dans un cours d'eau.

Habits. — Les habits des malades et des garde malades sont placés dans une étuve à désinfection par la vapeur sous pression pendant une demi-heure, ou bien dans l'eau maintenue bouillante pendant une demi-heure.

Si ces deux procédés ne peuvent être employés, les habits sont désinfectés par l'acide sulfureux de la façon qui est indiquée ci-dessous (*désinfection du logement infecté*).

Les habits souillés par les matières rendues par les malades
sont plongés pendant une heure dans l'une des solutions fortes.

Planchers tapis, meubles. — Les taches ou souillures sur les
planchers, les tapis, les meubles, etc., sont immédiatement lavées avec l'une des solutions fortes.

Matelas, literie, couvertures. — Ils sont placés dans une étuve
à désinfection par la vapeur ou, à son défaut, soumis à la désinfection par l'acide sulfureux.

Cadavres. — Les cadavres sont le plus promptement possible
placés dans un cercueil étanche, c'est-à-dire bien joint, et bien
clos, et contenant une épaisseur de 5 à 6 centimètres de sciure
de bois, de façon à empêcher la filtration des liquides.

Ils seront immédiatement enterrés.

Désinfection du logement infecté.

La chambre habitée par un malade atteint de rougeole n'est
habitée de nouveau qu'après désinfection complète.

A. *Désinfection par l'acide sulfureux.* — On procédera par
la combustion de 40 grammes de soufre par mètre cube de
l'espace à désinfecter en opérant de la façon suivante :

On colle quelques bandes de papier sur les fissures ou joints
qui pourraient laisser échapper les vapeurs sulfureuses.

On fait bouillir sur un réchaud pendant une demi-heure une
certaine quantité d'eau, de manière à remplir la chambre de
vapeur.

Du soufre concassé en très petits morceaux est placé dans
des vases en terre ou en fer peu profonds, largement ouverts et
d'une contenance d'environ un litre.

Les vases en fer sont d'une seule pièce ou rivés sans soudure.

Pour éviter le danger d'incendie, on place les vases contenant le soufre au centre de bassins en fer ou de baquets contenant une couche de 5 à 6 centimètres d'eau.

Pour enflammer le soufre, on l'arrose d'un peu d'alcool, ou on le recouvre d'un peu de coton largement imbibé de ce liquide auquel on met le feu.

Le soufre étant enflammé, on ferme les portes de la pièce et l'on colle des bandes de papier sur les joints.

La chambre n'est ouverte qu'au bout de vingt-quatre heures.

B. *Désinfection par le sublimé.* — La désinfection des murs crépis, blanchis à la chaux, couverts de papiers de tenture, sera faite méthodiquement sur toute la surface des parois des chambres, à l'aide de pulvérisations avec la solution forte de sublimé. On commencera à pulvériser cette solution à la partie supérieure de la paroi suivant une ligne horizontale et l'on descendra successivement, de telle sorte que toute la surface soit couverte d'une couche de liquide pulvérisé en fines gouttelettes.

Les planchers, carrelages, boiseries ou pisés sont lavés à l'eau bouillante, balayés, essuyés et arrosés avec la même solution.

L'administration municipale veillera à la désinfection et, au défaut des habitants, y procédera d'office.

Il est de son devoir d'assurer un abri aux habitants du logement pour procéder à une purification sérieuse.

La chambre n'est réhabitée qu'après avoir subi une ventilation d'au moins vingt-quatre heures.

IV. — Hygiène privée.

Déclaration obligatoire. — Tout cas de rougeole doit être déclaré immédiatement à la mairie.

Transport à l'hôpital ou dans une ambulance spéciale. — Lorsqu'un cas de rougeole se déclare dans une chambre renfermant plusieurs habitants, si l'isolement n'est pas possible, le malade est transporté à l'hôpital ou dans une ambulance spéciale.

Les chances de guérison sont alors plus grandes et la transmission n'est pas à redouter.

Voitures. — Les voitures dans lesquelles ont été transportés des
malades atteints de la rougeole doivent être désinfectées ; elles seront
lavées avec l'une des solutions fortes.

INSTRUCTIONS
CONTRE LA SCARLATINE

I. — Isolement du malade.

Le malade atteint de scarlatine doit être isolé.

La durée de l'isolement doit être de 40 jours à partir du début de la maladie.

Le malade est tenu dans un état constant de propreté.

Les personnes appelées à lui donner des soins pénètrent seules près de lui.

Elles s'astreignent aux règles suivantes :

Ne prendre aucune boisson ni aucune nourriture dans la chambre du malade.

Se laver les mains fréquemment et avant le repas avec du savon et une solution désinfectante.

Elles devront sortir plusieurs fois dans la journée au grand air, et ne pas séjourner nuit et jour dans la chambre du malade.

II. — Chambre du malade.

Les rideaux, tentures, tapis sont enlevés.

Le lit est placé au milieu de la chambre.

La chambre est aérée plusieurs fois par jour.

Les poussières du sol de la chambre sont enlevées chaque jour.

Avant le balayage on projettera sur le plancher de la sciure de bois humectée avec une solution désinfectante.

Les poussières recueillies seront immédiatement brûlées.

III. — Désinfection.

Les désinfectants principalement recommandés sont :

Le sulfate de cuivre;

Le chlorure de chaux fraîchement préparé;

Le lait de chaux fraîchement préparé (1),
Le sublimé.

On fera usage de deux solutions suivant les circonstances indiquées plus bas :

L'une forte :

Sulfate de cuivre, chlorure de chaux 5. p. 100, c'est-à-dire 50 grammes de sulfate de cuivre, de chlorure de chaux dans un litre d'eau ; lait de chaux. 20 p. 100.

L'autre faible :

Sulfate de cuivre, chlorure de chaux 2 p. 100, c'est-à-dire 20 grammes de ces substances dans un litre d'eau ; lait de chaux, 7 p. 100.

La solution de sublimé sera employée à un pour 1.000 *(forte)* ou à un demi pour 1.000 *(faible)* suivant les cas. La solution de sublimé sera colorée avec la fuchsine ou l'éosine et additionnée de 10 grammes d'acide chlorhydrique par litre.

Lavage des mains et des objets ayant servi au malade. — Pour le lavage des mains se servir de la solution faible.

Les cuillers, tasses, verres, etc., ayant servi au malade devront, aussitôt après leur usage, être plongés dans l'eau bouillante.

Matières rendues par le malade. — Les matières rendues par le malade, les vomissements, les selles et les urines sont immédiatement désinfectés avec l'une des solutions fortes.

Un verre de l'une de ces solutions est versé préalablement dans le vase destiné à recevoir les matières rendues par le malade. Ces matières sont immédiatement jetées dans les cabinets, qui sont également désinfectés deux fois par jour avec l'une des solutions fortes. Le lait de chaux, préparé comme il a été dit plus haut, est particulièrement recommandé pour la désinfection des fosses d'aisances.

(1) Pour avoir du lait de chaux très actif, on prend de la chaux de bonne qualité, on la fait se déliter en l'arrosant petit à petit avec la moitié de son poids d'eau. Quand la délitescence est effectuée, on met la poudre dans un récipient soigneusement bouché placé dans un endroit sec. Comme un kilogramme de chaux qui a absorbé 500 grammes d'eau pour se déliter a acquis un volume de 2 lit. 200, il suffit de la délayer dans le double de son volume d'eau, soit 4 lit. 400 pour avoir un lait de chaux qui soit environ à 20 p. 100.

S'il n'y a pas de cabinet d'aisances, il faut les enfouir dans un trou creusé à cet effet (en les recouvrant d'une dose convenable de substance désinfectante), loin de tout puits et de tout cours d'eau. Il est absolument interdit de les jeter dans un cours d'eau ou sur les fumiers.

Cabinets d'aisances. Éviers. — Comme les cabinets d'aisances, les éviers sont lavés deux fois par jour avec l'une des solutions fortes.

Linges de corps. — Les linges de corps sont trempés immédiatement et restent pendant deux heures dans une des solutions fortes. Ils sont ensuite remis au blanchisseur qui les maintient dans l'eau réellement bouillante pendant une demi-heure avant de les soumettre à la lessive.

Aucun de ces linges n'est lavé dans un cours d'eau.

Habits. — Les habits des malades et des garde-malades sont placés dans une étuve à désinfection par la vapeur sous pression pendant une demi-heure, ou bien dans de l'eau maintenue bouillante pendant une demi-heure.

Si ces deux procédés ne peuvent être employés, les habits sont désinfectés par l'acide sulfureux de la façon qui est indiquée ci-dessous *(désinfection du logement infecté).*

Planchers, tapis, meubles. — Les taches ou souillures sur les planchers, les tapis, les meubles, etc., sont immédiatement lavées avec l'une des solutions fortes.

Matelas, literie, couvertures. — Ils sont placés dans une étuve à désinfection par la vapeur ou, à son défaut, soumis à la désinfection par l'acide sulfureux.

Cadavres. — Les cadavres sont le plus promptement possible placés dans un cercueil étanche, c'est-à-dire bien joint et bien clos, et contenant une épaisseur de 5 à 6 centimètres de sciure de bois, de façon à empêcher la filtration des liquides.

Ils seront immédiatement enterrés.

Désinfection du logement infecté.

La chambre habitée par un malade atteint de scarlatine n'est habitée de nouveau qu'après désinfection complète.

A. *Désinfection par l'acide sulfureux.* — On procédera par la
combustion de 40 grammes de soufre par mètre cube de l'espace à
désinfecter en opérant de la façon suivante :

On colle quelques bandes de papier sur les fissures ou joints qui
pourraient laisser échapper les vapeurs sulfureuses.

On fait bouillir sur un réchaud pendant une demi-heure une certaine quantité d'eau, de manière à remplir la chambre de vapeur.

Du soufre concassé en très petits morceaux est placé dans des
vases en terre ou en fer peu profonds, largement ouverts et d'une
contenance d'environ un litre.

Les vases en fer sont d'une seule pièce ou rivés sans soudure.

Pour éviter le danger d'incendie, on place les vases contenant le
soufre au centre de bassins en fer ou de baquets contenant une couche de 5 à 6 centimètres d'eau.

Pour enflammer le soufre, on l'arrose d'un peu d'alcool, ou on
le recouvre d'un peu de coton largement imbibé de ce liquide auquel
on met le feu.

Le soufre étant enflammé, on ferme les portes de la pièce et l'on
colle des bandes de papier sur les joints.

La chambre n'est ouverte qu'au bout de vingt-quatre heures.

B. *Désinfection par le sublimé.* — La désinfection des murs
crépis, blanchis à la chaux, couverts de papiers de tenture, sera
faite méthodiquement sur toute la surface des parois des chambres,
à l'aide de pulvérisations avec la solution forte de sublimé. On commencera à pulvériser cette solution à la partie supérieure de la paroi
suivant une ligne horizontale et l'on descendra successivement, de
telle sorte que toute la surface soit couverte d'une couche de liquide
pulvérisé en fines gouttelettes.

Les planchers, carrelages, boiseries, ou pisés seront lavés à l'eau
bouillante, balayés, essuyés et arrosés avec la même solution.

L'administration municipale veillera à la désinfection et, au défaut des habitants, y procédera d'office.

Il est de son devoir d'assurer un abri aux habitants du logement pour procéder à une purification sérieuse.

La chambre n'est réhabitée qu'après avoir subi une ventilation d'au moins vingt-quatre heures.

IV. — HYGIÈNE PRIVÉE.

Déclaration obligatoire. — Tout cas de scarlatine doit être immédiatement déclaré à la mairie.

Transport à l'hôpital ou dans une ambulance spéciale. — Lorsqu'un cas de scarlatine se déclare dans une chambre contenant plusieurs habitants, si l'isolement n'est pas possible, le malade est transporté à l'hôpital ou dans une ambulance spéciale.

Les chances de guérison sont alors plus grandes et la transmission n'est pas à redouter.

Voitures. — Les voitures dans lesquelles ont été transportés des malades atteints de scarlatine doivent être désinfectées ; elles seront lavées avec l'une des solutions fortes.

INSTRUCTIONS
CONTRE LA COQUELUCHE.

I. — Isolement du malade.

Le malade atteint de coqueluche doit être isolé.

Il est surtout nécessaire d'éloigner les enfants qui n'ont pas encore eu cette maladie.

La durée de l'isolement du malade atteint de la coqueluche sera subordonnée à celle de la maladie elle-même et, quelle qu'ait été cette durée, l'isolement devra être maintenu pendant quinze jours après la cessation absolue des quintes caractéristiques. Aussi, avant de faire rentrer à l'école les enfants qui ont eu la coqueluche, il faudra laisser écouler un intervalle de quinze jours.

Il sera également nécessaire de faire prendre auparavant un bain savonneux, ce qui ne peut avoir lieu que lorsque le catarrhe bronchique a tout à fait disparu.

Les personnes appelées à donner des soins aux malades doivent être prises parmi celles qui ont déjà eu la coqueluche.

II. — Chambre du malade.

Les poussières du sol de la chambre sont enlevées chaque jour.

Avant le balayage, on projettera sur le plancher de la sciure de bois humectée avec une solution désinfectante.

Les poussières recueillies seront immédiatement brûlées.

III. — Désinfection.

Les désinfectants principalement recommandés sont :

Le sulfate de cuivre,

Le chlorure de chaux fraîchement préparé ;

Le lait de chaux fraîchement préparé (1) ;

Le sublimé.

On fera usage de deux solutions suivant les circonstances indiquées plus bas.

L'une forte :

Sulfate de cuivre, chlorure de chaux 2 p. 100, c'est-à-dire 50 grammes de sulfate de cuivre, de chlorure de chaux dans un litre d'eau : lait de chaux, 20 p. 100.

L'autre faible :

Sulfate de cuivre, chlorure de chaux 2 p. 100, c'est-à-dire 20 grammes de ces substances dans un litre d'eau : lait de chaux 7 p. 100.

La solution de sublimé sera employée à un p. 1.000 (*forte*) ou à un demi pour 1.000 (*faible*) suivant les cas. La solution de sublimé sera colorée avec la fuchsine ou l'éosine et additionnée de 10 grammes d'acide chlorhydrique par litre.

Lavage des mains et des objets ayant servi au malade. — Pour le lavage des mains se servir de la solution faible.

Les cuillers, tasses, verres, etc., ayant servi au malade, devront aussitôt après leur usage être plongés dans l'eau bouillante.

Matières rendues par le malade. — Toutes les matières rendues à la suite des quintes de toux, ainsi que les vomissements, les selles et les urines, sont immédiatement désinfectées avec l'une des solutions fortes.

Un verre de l'une ou de l'autre de ces solutions est versé préalablement dans le vase destiné à recevoir les matières rendues par le malade.

(1) Pour avoir du lait de chaux très actif, on prend de la chaux de bonne qualité, on la fait se déliter en l'arrosant petit à petit avec la moitié de son poids d'eau. Quand la délitescence est effectuée, on met la poudre dans un récipient soigneusement bouché et placé dans un endroit sec. Comme un kilogramme de chaux qui a absorbé 500 grammes d'eau pour se déliter a acquis un volume de 2 lit. 200, il suffit de la délayer dans le double de son volume d'eau, soit 4 lit. 400 pour avoir un lait de chaux qui soit environ à 20 p. 100. Pour désinfecter les matières rendues par les malades, on verse dessus une proportion de lait de chaux égale en volume à 2 p. 100.

Ces matières sont immédiatement jetées dans les cabinets qui sont également désinfectés deux fois par jour avec l'une des solutions fortes. Le lait de chaux préparé comme il a été dit plus haut, est particulièrement recommandé pour la désinfection des fosses d'aisances.

S'il n'y a pas de cabinet d'aisances, il faut les enfouir dans un trou creusé à cet effet (en les recouvrant d'une dose convenable de substance désinfectante), loin de tout puits et de tout cours d'eau. Il est absolument interdit de les jeter dans un cours d'eau ou sur les fumiers.

Cabinets d'aisances. Éviers. — Comme les cabinets d'aisances, les éviers sont lavés deux fois par jour avec une des solutions fortes.

Linges de corps. — Les linges de corps, les serviettes, les objets de literie, les objets de pansement *souillés* sont trempés immédiatement et restent pendant deux heures dans une des solutions fortes. Ils sont ensuite remis au blanchisseur qui les maintient dans l'eau réellement bouillante pendant une demi-heure avant de les soumettre à la lessive.

Les linges *non souillés* sont plongés dans une solution désinfectante faible. Les mêmes précautions sont prises par le blanchisseur. Aucun de ces linges n'est lavé dans un cours d'eau.

Habits. — Les habits des malades et des garde-malades sont placés dans une étuve à désinfection par la vapeur sous pression pendant une demi-heure, ou bien dans l'eau maintenue bouillante pendant une demi-heure.

Si ces deux procédés ne peuvent être employés, les habits sont désinfectés par l'acide sulfureux de la façon qui est indiquée ci-dessous (*désinfection du logement infecté*).

Les habits souillés par les matières rendues par les malades sont plongés pendant une heure dans une des solutions fortes.

Planchers, tapis, meubles. — Les taches ou souillures sur les planchers, les tapis, les meubles, etc., sont immédiatement lavées avec l'une des solutions fortes.

Matelas, literie, couvertures. — Ils sont placés dans une étuve à désinfection par la vapeur ou. à son défaut, soumis à la désinfection par l'acide sulfureux.

Cadavres. — Les cadavres sont le plus promptement possible placés dans un cercueil étanche, c'est-à-dire bien joint et bien clos, et contenant une épaisseur de 5 à 6 centimètres de sciure de bois, de façon à empêcher la filtration des liquides.

Ils seront immédiatement enterrés.

Désinfection du logement infecté.

La chambre habitée par un malade atteint de coqueluche n'est habitée de nouveau qu'après désinfection complète.

A. *Désinfection par l'acide sulfureux.* — On procédera par la combustion de 40 grammes de soufre par mètre cube de l'espace à désinfecter en opérant de la façon suivante :

On colle quelques bandes de papier sur les fissures ou joints qui pourraient laisser échapper les vapeurs sulfureuses.

On fait bouillir sur un réchaud pendant une demi-heure une certaine quantité d'eau, de manière à remplir la chambre de vapeur.

Du soufre concassé en très petits morceaux est placé dans des vases en terre ou en fer peu profonds, largement ouverts et d'une contenance d'environ un litre.

Les vases en fer sont d'une seule pièce et sans soudure.

Pour éviter le danger d'incendie, on place les vases contenant le soufre au centre de bassins en fer ou de baquets contenant une couche de 5 à 6 centimètres d'eau.

Pour enflammer le soufre, on l'arrose d'un peu d'alcool, ou on le recouvre d'un peu de coton largement imbibé de ce liquide auquel on met le feu.

Le soufre étant enflammé, on ferme les portes de la pièce et l'on colle des bandes de papier sur les joints.

La chambre n'est ouverte qu'au bout de vingt-quatre heures.

B. *Désinfection par le sublimé.* — La désinfection des murs crépis, blanchis à la chaux, couverts de papiers de tenture, sera faite méthodiquement sur toute la surface des parois des chambres, à l'aide de pulvérisations avec la solution forte de sublimé. On commencera à pulvériser cette solution à la partie supérieure de la paroi suivant une ligne horizontale et l'on descendra successivement de telle sorte que toute la surface soit couverte d'une couche de liquide pulvérisé en fines goutelettes.

Les planchers, carrelages, boiseries ou pisés seront lavés à l'eau bouillante, balayés, essuyés et arrosés avec la même solution.

L'administration municipale veillera à la désinfection et, au défaut des habitants, y procédera d'office.

Il est de son devoir d'assurer un abri aux habitants du logement pour procéder à une purification sérieuse.

La chambre n'est réhabitée qu'après avoir subi une ventilation d'au moins vingt-quatre heures.

IV. — Hygiène privée.

Déclaration obligatoire. — Tout cas de coqueluche doit être immédiatement déclaré à la mairie.

Transport à l'hôpital ou dans une ambulance spéciale. — Lorsqu'un cas de coqueluche se déclare dans une chambre renfermant plusieurs habitants, si l'isolement n'est pas possible, le malade est transporté à l'hôpital ou dans une ambulance spéciale.

Les chances de guérison sont alors plus grandes et la transmission n'est pas à redouter.

Voitures. — Les voitures dans lesquelles ont été transportés des malades atteints de coqueluche doivent être désinfectées : elles seront lavées avec une des solutions fortes.

INSTRUCTIONS
CONTRE LA SUETTE MILIAIRE.

La suette est contagieuse.

I. — ISOLEMENT DU MALADE.

Le malade atteint de suette miliaire doit être isolé.

L'isolement devra durer jusqu'à la fin de la maladie.

Il sera également nécessaire à la fin de la maladie de faire prendre au malade un bain savonneux.

Le malade est tenu dans un état constant de propreté.

Les personnes appelées à donner des soins au malade pénètrent seules près de lui : elles doivent se laver les mains fréquemment, et avant le repas, avec du savon et une solution désinfectante.

II. — CHAMBRE DU MALADE.

Les rideaux, tentures, tapis sont retirés.

Le lit est placé au milieu de la chambre.

Les poussières du sol de la chambre sont enlevées chaque jour.

Avant le balayage, on projettera sur le plancher de la sciure de bois humectée avec une solution désinfectante.

Les poussières recueillies seront immédiatement brûlées.

III. — DÉSINFECTION.

Les désinfectants principalement recommandés sont :

Le sulfate de cuivre ;

Le chlorure de chaux fraîchement préparé ;

Le lait de chaux fraîchement préparé (1) ;
Le sublimé.

On fera usage de deux solutions suivant les circonstances indiquées plus bas :

L'une forte :

Sulfate de cuivre, chlorure de chaux 5 p. 100, c'est-à-dire 50 grammes de sulfate de cuivre, de chlorure de chaux dans un litre d'eau ; lait de chaux, 20 p. 100.

L'eau faible :

Sulfate de cuivre, chlorure de chaux 2 p. 100, c'est-à-dire 20 grammes de ces substances dans un litre d'eau ; lait de chaux, 7 p. 100.

La solution de sublimé sera employée à un pour 1.000 (*forte*) ou à un demi pour 1.000 (*faible*) suivant les cas. La solution de sublimé sera colorée avec la fuchsine ou l'éosine et additionnée de 10 grammes d'acide chlorhydrique par litre.

Lavage des mains et des objets ayant servi au malade. — Pour le lavage des mains se servir de la solution faible.

Les cuillers, tasses, verres, etc., ayant servi au malade devront aussitôt après leur usage être plongés dans l'eau bouillante.

Matières rendues par le malade. — Toutes les matières rendues par le malade (selles, etc.) sont immédiatement désinfectées avec l'une des solutions fortes.

Un verre de l'une de ces solutions est versé préalablement dans le vase destiné à recevoir les matières rendues par le malade. Ces matières sont immédiatement jetées dans les cabinets qui sont également désinfectés deux fois par jour avec l'une des solutions fortes. Le lait de chaux est particulièrement recommandé.

(1) Pour avoir du lait de chaux très actif, on prend de la chaux de bonne qualité, on la fait se déliter en l'arrosant petit à petit avec la moitié de son poids d'eau. Quand la délitescence est effectuée, on met la poudre dans un récipient soigneusement bouché et placé dans un endroit sec. Comme un kilogramme de chaux qui a absorbé 500 grammes d'eau pour se déliter a acquis un volume de 2 lit. 200, il suffit de la délayer dans le double de son volume d'eau, soit 4 lit. 400, pour avoir un lait de chaux qui soit environ à 20 p. 100. Pour désinfecter les matières rendues par les malades, on verse dessus une proportion de lait de chaux égale en volume à 2 p. 100.

S'il n'y a pas de cabinets d'aisances, il faut les enfouir dans un trou creusé à cet effet (en les recouvrant d'une dose convenable de substance désinfectante), loin de tout puits et de tout cours d'eau. Il est absolument interdit de les jeter dans un cours d'eau ou sur des fumiers.

Cabinets d'aisances. Éviers. — Comme les cabinets d'aisances, les éviers sont lavés deux fois par jour avec une des solutions fortes.

Linges de corps. — Les linges de corps, les serviettes, les objets de literie, les objets de pansement *souillés* sont trempés immédiatement et restent pendant deux heures dans une des solutions fortes. Ils sont ensuite remis au blanchisseur qui les maintient dans l'eau réellement bouillante pendant une demi-heure avant de les soumettre à la lessive.

Les linges *non souillés* sont plongés dans une solution désinfectante faible. Les mêmes précautions sont prises par le blanchisseur. Aucun de ces linges n'est lavé dans un cours d'eau.

Habits. — Les habits des malades et des garde-malades sont placés dans une étuve à désinfection par la vapeur sous pression pendant une demi-heure, ou bien dans l'eau maintenue bouillante pendant une demi-heure.

Si ces deux procédés ne peuvent être employés, les habits sont désinfectés par l'acide sulfureux de la façon qui est indiquée ci-dessous (*désinfection du logement infecté*).

Les habits souillés par les matières rendues par les malades sont plongés pendant une heure dans l'une des solutions fortes.

Planchers, tapis, meubles. — Les taches ou souillures sur les planchers, les tapis, les meubles, etc., sont immédiatement lavées avec l'une des solutions fortes.

Matelas, literie, couvertures. — Ils sont placés dans une étuve à désinfection par la vapeur ou, à son défaut, soumis à la désinfection par l'acide sulfureux.

Cadavres. — La décomposition cadavérique étant d'une extrême rapidité dans la suette miliaire, les cadavres seront le plus promptement possible placés dans un cercueil étanche, c'est-à-dire bien joint et bien clos, et contenant une épaisseur de 5 à 6 centimètres de sciure de bois, de façon à empêcher la filtration des liquides.

Ils seront immédiatement enterrés.

Désinfection du logement infecté.

La chambre habitée par un malade atteint de suette miliaire n'est habitée de nouveau qu'après désinfection complète.

A. *Désinfection par l'acide sulfureux.* — On procédera par la combustion de 40 grammes de soufre par mètre cube de l'espace à désinfecter en opérant de la façon suivante:

On colle quelques bandes de papier sur les fissures ou joints qui pourraient laisser échapper les vapeurs sulfureuses.

On fait bouillir sur un réchaud pendant une demi-heure une certaine quantité d'eau, de manière à remplir la chambre de vapeur.

Du soufre concassé en très petits morceaux est placé dans des vases en terre ou en fer peu profonds, largement ouverts et d'une contenance d'environ un litre.

Les vases en fer sont d'une seule pièce ou rivés sans soudure.

Pour éviter le danger d'incendie, on place les vases contenant le soufre au centre de bassins en fer ou de baquets contenant une couche de 5 à 6 centimètres d'eau.

Pour enflammer le soufre, on l'arrose d'un peu d'alcool, ou on le recouvre d'un peu de coton largement imbibé de ce liquide auquel on met le feu.

Le soufre étant enflammé, on ferme les portes de la pièce et l'on colle des bandes de papier sur les joints.

La chambre n'est ouverte qu'au bout de vingt-quatre heures.

B. *Désinfection par le sublimé.* — La désinfection des murs crépis, blanchis à la chaux, couverts de papiers de tenture, sera faite méthodiquement sur toute la surface des parois des chambres, à l'aide de pulvérisations avec la solution forte de sublimé. On commencera à pulvériser cette solution à la partie supérieure de la paroi suivant une ligne horizontale et l'on descendra successivement de telle sorte que toute la surface soit couverte d'une couche de liquide pulvérisé en fines gouttelettes.

Les planchers, carrelages, boiseries ou pisés sont lavés à l'eau bouillante, balayés, essuyés et arrosés avec la même solution.

L'administration municipale veillera à la désinfection et, au défaut des habitants, y procédera d'office.

Il est de son devoir d'assurer un abri aux habitants du logement pour procéder à une purification sérieuse.

La chambre n'est réhabitée qu'après avoir subi une ventilation d'au moins vingt-quatre heures.

IV. — Hygiène privée.

Déclaration obligatoire. — Tout cas de suette miliaire doit être déclaré immédiatement à la mairie.

Transport à l'hôpital ou dans une ambulance spéciale. — Lorsqu'un cas de suette se déclare dans une chambre renfermant plusieurs habitants, si l'isolement n'est pas possible, le malade est transporté à l'hôpital ou dans une ambulance spéciale.

Les chances de guérison sont alors plus grandes et la transmission n'est pas à redouter.

Voitures. — Les voitures dans lesquelles ont été transportés des malades atteints de la suette doivent être désinfectées ; elles seront lavées avec l'une des solutions fortes.

INSTRUCTIONS
CONTRE LA DYSENTERIE ÉPIDÉMIQUE.

Le germe de la dysenterie est contenu dans les déjections des malades. Il se transmet surtout par l'eau, les linges et les vêtements.

I. — ISOLEMENT DU MALADE.

Le malade atteint de dysenterie épidémique doit être isolé.

Le malade est tenu dans un état constant de propreté.

Les personnes appelées à lui donner des soins pénètrent seules près de lui.

Elles s'astreignent aux règles suivantes :

Ne prendre aucune boisson ni aucune nourriture dans la chambre du malade;

Ne jamais manger sans s'être lavé les mains avec du savon et une solution désinfectante.

II. — CHAMBRE DU MALADE.

La chambre est aérée plusieurs fois par jour.

Les rideaux, tentures, tapis et tous les meubles qui ne sont pas indispensables sont enlevés.

Le lit est placé au milieu de la chambre.

III. — DÉSINFECTION.

Les désinfectants principalement recommandés sont :

Le sulfate de cuivre;

Le chlorure de chaux fraîchement préparé;

Le lait de chaux fraîchement préparé (1) ;

Le sublimé.

On fera usage de deux solutions suivant les circonstances indiquées plus bas ;

L'une forte :

Sulfate de cuivre, chlorure de chaux 5 p. 100, c'est-à-dire 50 grammes de sulfate de cuivre, de chlorure de chaux dans un litre d'eau ; lait de chaux, 20 p. 100.

L'autre faible :

Sulfate de cuivre, chlorure de chaux 2 p. 100, c'est-à-dire 20 grammes de ces substances dans un litre d'eau ; lait de chaux, 7 p. 100.

La solution de sublimé sera employée à un pour 1.000 (*forte*) ou à un demi pour 1.000 (*faible*) suivant les cas. La solution de sublimé sera colorée avec la fuchsine ou l'éosine et additionnée de 10 grammes d'acide chlorhydrique par litre.

Lavage des mains. — Pour le lavage des mains se servir de la solution faible.

Déjections. — Toutes les déjections des malades seront immédiatement désinfectées. Le sublimé ne sera pas employé pour cette opération. Le lait de chaux au contraire est particulièrement recommandé.

Un verre de la solution est versé préalablement dans le vase destiné à recevoir les déjections.

Ces déjections sont immédiatement jetées dans les cabinets, qui sont également désinfectés deux fois par jour avec la solution forte de lait de chaux.

---

(1) Pour avoir du lait de chaux très actif, on prend de la chaux de bonne qualité, on la fait se déliter en l'arrosant petit à petit avec la moitié de son poids d'eau. Quand la délitescence est effectuée, on met la poudre dans un récipient soigneusement bouché et placé dans un endroit sec. Comme un kilogramme de chaux qui a absorbé 500 grammes d'eau pour se déliter a acquis un volume de 2 lit. 200, il suffit de la délayer dans le double de son volume d'eau, soit 4 lit. 400, pour avoir un lait de chaux qui soit environ à 20 p. 100. Pour désinfecter les selles des dysentériques, on verse dessus une proportion de lait de chaux égale en volume à 2 p. 100.

S'il n'y a pas de cabinets d'aisances, il faut les enfouir dans un trou creusé à cet effet (en les recouvrant d'une dose convenable de substance désinfectante), loin de tout puits et de tout cours d'eau. Il est absolument interdit de les jeter dans un cours d'eau ou sur les fumiers.

Cabinets d'aisances. Éviers. — Comme les cabinets d'aisances, les éviers sont lavés deux fois par jour avec une des solutions fortes.

Linges de corps. — Les linges de corps *souillés* sont trempés immédiatement et restent pendant deux heures dans une des solutions fortes. Ils sont ensuite remis au blanchisseur qui les maintient dans l'eau *réellement* bouillante pendant une demi-heure avant de les soumettre à la lessive.

Les linges *non souillés* sont plongés dans une solution désinfectante faible. Les mêmes précautions sont prises par le blanchisseur. Aucun de ces linges n'est lavé dans un cours d'eau.

Habits. — Les habits des malades et garde-malades sont placés dans une étuve à désinfection par la vapeur sous pression pendant une demi-heure.

Si ces deux procédés ne peuvent être employés, les habits sont désinfectés par l'acide sulfureux de la façon qui est indiquée ci-dessous (*désinfection du logement infecté*).

Les habits souillés par les déjections des dysentériques sont plongés pendant une heure dans l'une des solutions fortes.

Planchers tapis, meubles. — Les taches ou souillures sur les planchers, les tapis, les meubles, etc., sont immédiatement lavées avec l'une des solutions fortes.

Matelas, literie, couvertures. — Ils sont placés dans une étuve à désinfection par la vapeur ou, à son défaut, soumis à la désinfection par l'acide sulfureux.

Cadavres. — Les cadavres sont le plus promptement possible placés dans un cercueil étanche, c'est-à-dire bien joint et bien clos, et contenant une épaisseur de 5 à 6 centimètres de sciure de bois, de façon à empêcher la filtration des liquides.

Ils seront immédiatement enterrés.

Désinfection du logement infecté.

La chambre habitée par un malade atteint de dysenterie épidémique n'est habitée de nouveau qu'après désinfection complète.

A. *Désinfection par l'acide sulfureux.* — On procédera par la combustion de 40 grammes de soufre par mètre cube de l'espace à désinfecter en opérant de la façon suivante:

On colle quelques bandes de papier sur les fissures ou joints qui pourraient laisser échapper les vapeurs sulfureuses.

On fait bouillir sur un réchaud pendant une demi-heure une certaine quantité d'eau, de manière à remplir la chambre de vapeur.

Du soufre concassé en très petits morceaux est placé dans des vases en terre ou en fer peu profonds, largement ouverts et d'une contenance d'environ un litre.

Les vases en fer sont d'une seule pièce ou rivés sans soudures.

Pour éviter le danger d'incendie, on place les vases contenant le soufre au centre de bassins en fer ou de baquets contenant une couche de 5 à 6 centimètres d'eau.

Pour enflammer le soufre, on l'arrose d'un peu d'alcool, ou on le recouvre d'un peu de coton largement imbibé de ce liquide auquel on met le feu.

Le soufre étant enflammé. on ferme les portes de la pièce et l'on colle des bandes de papier sur les joints.

La chambre n'est ouverte qu'au bout de vingt-quatre heures.

B. *Désinfection par le sublimé.* — La désinfection des murs crépis, blanchis à la chaux, couverts de papiers de tenture, sera faite méthodiquement sur toute la surface des parois des chambres, à l'aide de pulvérisations avec la solution forte de sublimé. On commencera à pulvériser cette solution à la partie supérieure de la paroi suivant une ligne horizontale et l'on descendra successivement, de telle sorte que toute la surface soit couverte d'une couche de liquide pulvérisé en fines gouttelettes.

Les planchers, carrelages, boiseries ou pisés seront lavés à l'eau bouillante, balayés, essuyés et arrosés avec la même solution.

L'administration municipale veillera à la désinfection et, au défaut des habitants, y procédera d'office.

Il est de son devoir d'assurer un abri aux habitants du logement pour procéder à une purification sérieuse.

La chambre n'est réhabitée qu'après avoir subi une ventilation d'au moins vingt-quatre heures.

IV. — Hygiène privée.

Eau potable. — On doit veiller avec un très grand soin à la pureté de l'eau potable.

En cas d'épidémie, boire de l'eau bouillie.

L'eau provenant des puits susceptibles d'être souillés est prohibée.

Les boulangers ne doivent jamais, dans la fabrication du pain, se servir de l'eau de ces puits.

Sont interdits dans les cours d'eau : le lavage des linges contaminés, ainsi que la projection de toute matière de déjections.

Déclaration obligatoire. — Tout cas de dysenterie épidémique doit être immédiatement déclaré à la mairie.

Transport à l'hôpital ou dans une ambulance spéciale. — Lorsqu'un cas de dysenterie épidémique se déclare dans une chambre renfermant plusieurs habitants, si l'isolement n'est pas possible, le malade est transporté à l'hôpital ou dans une ambulance spéciale.

Les chances de guérison sont alors plus grandes et la transmission n'est pas à redouter.

Voitures. — Les voitures dans lesquelles ont été transportés les malades atteints de dysenterie épidémique doivent être désinfectées: elles seront lavées avec une des solutions fortes.

V. — Hygiène publique.

Toutes les causes d'insalubrité qui préparent le terrain à l'invasion des épidémies doivent être écartées lorsqu'il s'agit de dysenterie épidémique.

Aussi, les règles d'hygiène générale, applicables en tout temps, seront plus rigoureusement observées en temps de dysenterie épidémique surtout en ce qui concerne :

La pureté de l'eau potable ;

Les agglomérations d'individus, les fêtes, les foires, les pèlerinages ;

La surveillance et l'approvisionnement des marchés ;

La propreté du sol ;

Le contrôle minutieux des puits et la recherche des causes possibles d'infection ;

L'enlèvement régulier des immondices (1) ;

La propreté des habitations ;

La surveillance particulière des locaux, ateliers, chantiers, etc., destinés à la population ouvrière et industrielle ;

La propreté et la désinfection régulière des cabinets d'aisances publics et privés ;

La surveillance et la désinfection des fosses d'aisances ;

L'entretien et le lavage des égouts (2), etc.

La sollicitude de l'administration doit surtout porter sur la salubrité des quartiers et des habitations qui, lors des épidémies antérieures, ont été frappés par la dysenterie épidémique.

---

(1) *Ordures ménagères*. — Les ordures ménagères, placées dans une caisse bien fermée, sont arrosées deux fois par jour avec l'une des solutions fortes en quantité suffisante.

Quand la caisse a été vidée, on verse à l'intérieur un verre d'une solution désinfectante forte.

Fumiers, amas d'immondices. — Les fumiers et amas d'immondices ne sont enlevés qu'après avoir été largement arrosés avec une des solutions désinfectantes fortes.

(2) Si l'on craint l'invasion d'une épidémie, pendant la *période qui peut précéder* cette épidémie, les égouts, les canaux, etc., sont complètement curés, les fosses d'aisances vidées, de façon qu'il y ait le moins de mouvement de matières en putréfaction pendant l'épidémie.

INSTRUCTIONS
CONTRE LE CHOLÉRA.

***

Le germe du choléra est contenu dans les déjections et les matières de vomissement des malades. Il se transmet surtout par l'eau, les linges et les vêtements.

I. — Prophylaxie personnelle.

Suivre une hygiène sévère.

Éviter toutes les causes de fatigue ; les refroidissements, surtout lorsque le corps est en sueur ; les excès de toute nature, de vin, de liqueurs alcooliques ; l'usage exagéré de l'eau glacée.

S'abstenir de fruits verts, de crudités.

L'eau potable doit être l'objet d'une attention toute particulière ; elle devra être bouillie si son origine inspire des doutes.

Les eaux minérales naturelles, dites eaux de table, sont recommandées.

II. — Isolement du malade.

Le malade atteint de choléra doit être isolé.

Le malade est tenu dans un état constant de propreté.

Les personnes appelées à lui donner des soins pénètrent seules près de lui.

Elles s'astreignent aux règles suivantes :

Ne prendre aucune boisson ni aucune nourriture dans la chambre du malade ;

Ne jamais manger sans s'être lavé les mains avec du savon et une solution désinfectante ;

Se laver fréquemment la figure avec une solution désinfectante ;

Se rincer la bouche de temps en temps et avant de manger avec une solution désinfectante.

III. — Chambre du malade.

La chambre est aérée plusieurs fois par jour.

Les rideaux, tentures, tapis et tous les meubles qui ne sont pas indispensables sont enlevés.

Le lit est placé au milieu de la chambre.

IV. — Désinfection.

Les désinfectants principalement recommandés sont :

Le sulfate de cuivre ;
Le chlorure de chaux fraîchement préparé ;
Le lait de chaux fraîchement préparé (1) ;
Le sublimé.

On fera usage de deux solutions suivant les circonstances indiquées plus bas :

L'une forte :

Sulfate de cuivre, chlorure de chaux 5 p. 100, c'est-à-dire 5o grammes de sulfate de cuivre, de chlorure de chaux dans un litre d'eau ; lait de chaux 20 p. 100.

L'autre faible :

Sulfate de cuivre, chlorure de chaux 2 p. 100, c'est-à-dire, 20 grammes de ces substances dans un litre d'eau ; lait de chaux 7 p. 100.

La solution de sublimé sera employée à un pour 1.000 *(forte)* ou à un demi pour 1.000 *(faible)*, suivant les cas. La solution de sublimé sera colorée avec la fuchsine ou l'éosine additionnée de 10 grammes d'acide chlorhydrique par litre.

(1) Pour avoir du lait de chaux très actif, on prend de la chaux de bonne qualité, on la fait se déliter en l'arrosant petit à petit avec la moitié de son poids d'eau. Quand la déliquescence est effectuée, on met la poudre dans un récipient soigneusement bouché et placé dans un endroit sec. Comme un kilogramme de chaux qui a absorbé 5oo grammes d'eau pour se déliter a acquis un volume de 2 lit. 200, il suffit de la délayer dans le double de son volume d'eau, soit 4 lit. 400, pour avoir un lait de chaux qui soit environ à 20 p. 100. Pour désinfecter les selles des cholériques, on verse dessus une proportion de lait de chaux égale en volume à 2 p. 100.

Lavage de la figure et des mains. — Pour le lavage des mains se servir de la solution faible.

Rinçage de la bouche. — Pour se rincer la bouche employer une solution d'acide chlorhydrique au 4/1.000 (4 grammes d'acide chlorhydrique pour un litre d'eau).

Déjections. — Toutes les déjections des malades (matières de vomissements et matières fécales) sont immédiatement désinfectées avec l'une des solutions fortes. Le lait de chaux est particulièrement recommandé.

Un verre de l'une de ces solutions est versé préalablement dans le vase destiné à recevoir les déjections.

Ces déjections sont immédiatement jetées dans les cabinets, qui sont également désinfectés deux fois par jour avec l'une des solutions fortes.

Cabinets d'aisances. Éviers. — Comme les cabinets d'aisances, les éviers sont lavés deux fois par jour avec une des solutions fortes.

Linges de corps. — Les linges de corps *souillés* sont trempés immédiatement et restent pendant deux heures dans une des solutions fortes. Ils sont ensuite remis au blanchisseur qui les maintient dans l'eau réellement bouillante pendant une demi-heure avant de les soumettre à la lessive.

Les linges *non souillés* sont plongés dans une solution désinfectante faible. Les mêmes précautions sont prises par le blanchisseur. Aucun de ces linges n'est lavé dans un cours d'eau. L'eau pouvant être ensuite bue deviendrait le point de départ d'une nouvelle épidémie.

Habits. — Les habits des malades et des garde-malades sont placés dans une étuve à désinfection par la vapeur sous pression pendant une demi-heure. ou bien dans l'eau maintenue bouillante pendant une demi-heure.

Si ces deux procédés ne peuvent être employés, les habits sont désinfectés par l'acide sulfureux de la façon qui est indiquée ci-dessous *(désinfection du logement infecté)*.

Les habits souillés par les déjections des cholériques sont plongés pendant une heure dans l'une des solutions fortes.

Planchers, tapis, meubles. — Les taches ou souillures sur les planchers, les tapis, les meubles, etc., sont immédiatement lavées avec l'une des solutions fortes.

Matelas, literie, couvertures. — Ils sont placés dans une étuve à désinfection par la vapeur ou, à son défaut, soumis à la désinfection par l'acide sulfureux.

Cadavres. — Les cadavres sont le plus promptement possible placés dans un cercueil étanche, c'est-à-dire bien joint et bien clos, et contenant une épaisseur de 5 à 6 centimètres de sciure de bois, de façon à empêcher la filtration des liquides.

Ils seront immédiatement enterrés.

Désinfection du logement infecté.

La chambre habitée par un malade atteint de choléra n'est habitée de nouveau qu'après désinfection complète.

A. *Désinfection par l'acide sulfureux.* — On procédera par la combustion de 40 grammes de soufre par mètre cube de l'espace à désinfecter en opérant de la façon suivante :

On colle quelques bandes de papier sur les fissures ou joints qui pourraient laisser échapper les vapeurs sulfureuses.

On fait bouillir sur un réchaud pendant une demi-heure une certaine quantité d'eau, de manière à remplir la chambre de vapeur.

Du soufre concassé en très petits morceaux est placé dans des vases en terre ou en fer peu profonds, largement ouverts et d'une contenance d'environ un litre.

Les vases en fer sont d'une seule pièce ou rivés sans soudure.

Pour éviter le danger d'incendie, on place les vases contenant le soufre au centre de bassins en fer ou de baquets contenant une couche de 5 à 6 centimètres d'eau.

Pour enflammer le soufre, on l'arrose d'un peu d'alcool, ou on le recouvre d'un peu de coton largement imbibé de ce liquide auquel on met le feu.

Le soufre étant enflammé, on ferme les portes de la pièce et on colle des bandes de papier sur les joints.

La chambre n'est ouverte qu'au bout de vingt-quatre heures.

B. *Désinfection par le sublimé.* — La désinfection des murs crépis, blanchis à la chaux, couverts de papiers de tenture, sera faite méthodiquement sur toute la surface des parois des chambres, à l'aide de pulvérisations avec la solution forte de sublimé. On commencera à pulvériser cette solution à la partie supérieure de la paroi suivant une ligne horizontale et l'on descendra successivement, de telle sorte que toute la surface soit couverte d'une couche de liquide en fines gouttelettes.

Les planchers, carrelages, boiseries ou pisés seront lavés à l'eau bouillante, balayés, essuyés et arrosés avec la même solution.

L'administration municipale veillera à la désinfection et, au défaut des habitants, y procédera d'office.

Il est de son devoir d'assurer un abri aux habitants du logement pour procéder à une purification sérieuse.

La chambre n'est réhabitée qu'après avoir subi une ventilation d'au moins vingt-quatre heures.

V. — Hygiène privée.

Eau potable. — On doit veiller avec un grand soin à la pureté de l'eau potable.

En cas d'épidémie, boire de l'eau bouillie.

L'eau provenant des puits susceptibles d'être souillés est prohibée.

Les boulangers ne doivent jamais, dans la fabrication du pain, se servir de l'eau de ces puits.

Sont interdits dans les cours d'eau le lavage des linges contaminés, ainsi que la projection de toute matière des déjections.

Diarrhée prodromique. — Il y a lieu d'accorder une attention toute spéciale à l'état général de la santé publique afin d'empêcher que les maladies accidentelles et peu graves par elles-mêmes, notamment celles des organes digestifs, ne créent des dispositions individuelles favorables au développement du choléra.

Il est donc nécessaire d'instituer des *visites médicales préventives*.

Les médecins désignés à cet effet exercent une surveillance sur la santé des habitants de leur quartier et insistent près des familles sur la nécessité de traiter immédiatement les dérangements intestinaux.

Déclaration obligatoire. — Tout cas de choléra ou suspect de choléra doit être immédiatement déclaré à la mairie.

Isolement. — Le malade est immédiatement isolé.

Inspection. — Dans toute maison où survient un cas de choléra une inspection est faite immédiatement par un médecin délégué de l'administration municipale qui prend d'urgence toutes les mesures nécessaires pour l'isolement et la désinfection.

Transport à l'hôpital ou dans une ambulance spéciale. — Lorsqu'un cas de choléra se déclare dans une chambre renfermant plusieurs habitants, le malade est transporté à l'hôpital ou dans une ambulance spéciale.

Les chances de guérison sont alors plus grandes et la transmission n'est pas à redouter.

Voitures. — Les voitures dans lesquelles ont été transportés des malades atteints de choléra doivent être désinfectées ; elles seront lavées avec l'une des solutions fortes.

VI. — HYGIÈNE PUBLIQUE.

Toutes les causes d'insalubrité qui préparent le terrain à l'invasion des épidémies doivent être écartées lorsqu'il s'agit de choléra.

Aussi les règles d'hygiène générale, applicables en tout temps, seront plus rigoureusement observées en temps de choléra, surtout en ce qui concerne :

La pureté de l'eau potable ;

Les agglomérations d'individus, les fêtes, les foires, les pèlerinages ;

La surveillance et l'approvisionnement des marchés ;

La propreté du sol ;

Le contrôle minutieux des puits et la recherche des causes possibles d'infection ;

L'enlèvement régulier des immondices (1) ;

La propreté des habitations ;

La surveillance particulière des locaux, ateliers, chantiers, etc., destinés à la population ouvrière et industrielle ;

La propreté et la désinfection régulière des cabinets d'aisances publics et privés ;

La surveillance et la désinfection des fosses d'aisances ;

L'entretien et le lavage des égouts (2), etc.

La sollicitude de l'Administration doit surtout porter sur la salubrité des quartiers et des habitations qui, lors des épidémies antérieures, ont été frappés par le choléra.

---

(1) *Ordures ménagères.* — Les ordures ménagères, placées dans une caisse bien fermée, sont arrosées deux fois par jour avec l'une des solutions fortes en quantité suffisante.

Quand la caisse a été vidée, on verse à l'intérieur un verre d'une solution désinfectante forte.

Fumiers, amas d'immondices. — Les fumiers et amas d'immondices ne sont enlevés qu'après avoir été largement arrosés avec une des solutions désinfectantes fortes.

(2) Si l'on craint l'invasion d'une épidémie, pendant la *période qui peut précéder* cette épidémie, les égouts, les canaux, etc., sont complètement curés, les fosses d'aisances vidées, de façon qu'il y ait le moins de mouvement de matières en putréfaction *pendant* l'épidémie.

www.ingramcontent.com/pod-product-compliance
Ingram Content Group UK Ltd.
Pitfield, Milton Keynes, MK11 3LW, UK
UKHW021146220726
13924UKWH00003B/1035